PASTEUR

SA RAGE ET SA VIVISECTION

> Je vois des gens qui rient de ceux qui
> défendent les bêtes; ils ont tort tout sim-
> p'ement. Celui qui défend les bêtes dé-
> fend l'homme aussi. Tout s'enchaîne. Car
> tout ce qui est bien, tout ce qui est juste
> et bon se tourne toujours au profit de
> l'humanité.

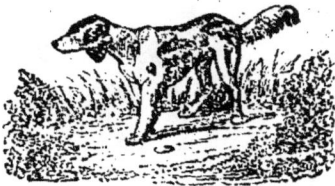

LYON

ASSOCIATION TYPOGRAPHIQUE

Rue de la Barre, 12. — F. Plan, directeur.

1886

e 64

PASTEUR

SA RAGE ET SA VIVISECTION

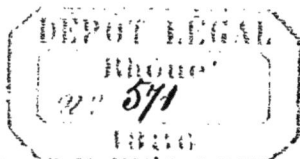

Je vois des gens qui rient de ceux qui
défendent les bêtes ; ils ont tort tout simplement, Celui qui défend les bêtes défend l'homme aussi. Tout s'enchaine. Car
tout ce qui est bien, tout ce qui est juste
et bon se tourne toujours au profit de
l'humanité.

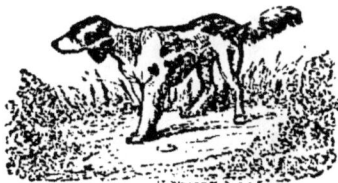

LYON

ASSOCIATION TYPOGRAPHIQUE

Rue de la Barre, 12. — F. PLAN, directeur.

—

1886

PASTEUR

SA RAGE ET SA VIVISECTION

Je vois des gens qui rient de ceux qui
défendent les bêtes; ils ont tort tout simplement. Celui qui défend les bêtes, défend l'homme aussi. Tout s'enchaîne. Car
tout ce qui est bien, tout ce qui est juste
et bon se tourne toujours au profit de
l'humanité.

Timon, le misanthrope, fuyait les hommes et se
détournait au besoin pour ne les point voir, parce que
de tous les temps, à ce qu'il paraît, l'homme a été mauvais, bête et méchant. Il faut, pour ainsi dire, fuir son
honorable espèce pour vivre en paix et ne rien voir
d'injuste. On dirait qu'il ne peut vivre sans commettre
des iniquités, petites ou grandes. Il a l'esprit si drôle-
ment fait; son égoïsme, sa méchanceté l'aveugle à tel
point, qu'elle le fait oppresseur en tout, pour tout et
partout. Quand les hommes ne se tourmentent pas
entre eux, il faut, pour se maintenir la main et pour
n'en pas perdre l'habitude, qu'ils tourmentent les
bêtes. C'est le triste spectacle qu'ils nous donnent
partout où ils sont assez forts pour se conduire de la
sorte. J'en acquiers la douce certitude à mesure que
mon existence se prolonge.

L'autre jour en flânant, je fus témoin d'un fait qui
ne fit qu'enraciner cette conviction plus profondément
dans mon esprit.

Voici le fait dans sa plus simple narration :

Depuis quelque temps une ordonnance de police des plus bêtes fut enjointe aux propriétaires de chiens de mettre, non seulement un collier à cette bonne bête, emblème de la fidélité, mais encore de la museler, comme si le chien faisait des discours. Je comprendrais cette sage mesure pour l'homme, qui, non seulement parle mal, mais calomnie bien souvent, quand son intérêt le lui commande. Et quand l'intérêt le pousse, ce n'est jamais pour de grandes choses.

Donc les propriétaires de chiens qui ne se conforment pas à ce sage « arrêté », et les chiens, surtout, qui n'y sont point soumis, assujettis, c'est-à-dire pas muselés, selon l'ordonnance des édiles, sont appréhendés au *collet* comme de vulgaires malfaiteurs, jetés impitoyablement dans une misérable voiture, et de là conduits en *prison*, où ils sont cruellement assassinés avec un raffinement de cruauté, exécutés par les brutes qui les ramassent, et qui n'agissent ainsi qu'en vertu d'un ordre donné par des individus aussi pauvres de sentiments humains que ceux qui leur obéissent.

Je n'étais pas étonné du fait que je voyais se produire, mais indigné. Je protestai contre cette brutalité faite sur un chien qui avait son collier et le nom de son maître.

— C'est parce qu'il n'est pas muselé, me fut-il répondu par un gardien de la paix.

— C'est une infamie que vous faites ! répondis-je.

Mon garde urbain était peiné ; je le vis bien. Il avait conscience de ce qu'il faisait ; il sentait que ce n'était pas bien légal ; qu'il ne protégeait ni l'ordre et encore moins la propriété, et qu'il laissait violer l'une et l'autre par son concours, qui représentait la loi. Car un chien est une propriété pour celui auquel il appartient ; et

le lui prendre, c'est donc porter atteinte à cette propriété.

Mon garde urbain le comprenait bien ainsi, car il
me dit :

— Ah ! Monsieur, c'est déjà assez pénible pour nous
de faire une telle corvée !

Je fus pénétré, touché, de l'air contrit avec lequel il
me dit ces paroles. Je le rassurai aussitôt.

— Ce que je viens de vous dire, lui dis-je, ne s'adresse
pas à vous, mais aux êtres sans humanité qui vous la
font faire, cette corvée..... C'est eux que l'on devrait
fourrer dans la voiture, de préférence aux chiens.

Mais l'arrêté de la police voulait qu'il en fût ainsi.
Et ma protestation, en faveur de mon pauvre chien,
resta vaine. Il fut pris et mis dans la voiture. Mon
garde urbain, toujours contrit, me dit :

— On veut que tous les chiens soient muselés, parce
qu'ils mordent.

Parce qu'ils mordent ! Mais pour un chien qui mord,
d'ici de là, par ci par là, toujours, bien entendu, pour
se défendre contre les mauvais traitements que l'homme
lui inflige injustement, cela va s'en dire, est-ce une
raison pour tous les prendre, tous les ramasser ?

Toujours des inconséquences ! Qui donc, le soir, dans
les rues, assomme les passants attardés pour les déva-
liser ? ce n'est pas le chien, c'est l'homme ; qui donc,
pour s'enrichir, falsifie les denrées au préjudice de la
santé publique ? c'est encore l'homme et non le chien ;
pourquoi ferme-t-on soigneusement sa porte le soir et
toujours ? ce n'est pas pour se garantir des chiens,
mais des malfaiteurs. Qui donc assassine, soit en état
d'ivresse ou de sang froid ? c'est encore l'homme. Eh
bien ! parce qu'il y a des hommes qui se conduisent
mal, faut-il, pour cela, tous les arrêter, les incarcérer ?

Le chien mord parce qu'on lui fait du mal, qu'on le rend méchant; laissez-le en paix, et il ne vous fera rien, ce que nous autres hommes, la belle espèce, nous ne faisons pas toujours.

— Et la rage ? me dit-on d'un air triomphant.

— Pardon, mais c'est l'homme qui est enragé, puisqu'il se bat toujours, qu'il n'a jamais su faire autre chose et qu'il ne fera jamais autre chose. L'histoire est là pour le dire; et n'aurait-on pas d'histoire pour le savoir, qu'il suffît de le regarder. Vous en voyez qui sont assez abrutis pour passer leur temps à se creuser la cervelle pour faire des nouveaux engins de guerre : les uns accouchent d'un fusil à répétition, — il parait que celui dont on se sert ne répète pas assez pour faire des victimes. C'est une manière comme une autre de penser à ses voisins. Nobles pensées ! — Un autre, toujours animé du même esprit, vous présente une torpille, ou un torpilleur aérien, ou *Aéronef* Pompéien, etc. Tout cela est créé et mis au monde, non dans un but de fraternité, mais pour tuer, sans s'exposer, le plus possible de ses semblables. Ce noble procédé de créer des engins de guerre pour se détruire les uns les autres se pratique, bien entendu, chez tous les peuples civilisés. C'est bien heureux qu'ils soient civilisés. Car s'ils ne l'étaient pas... civilisés ? Mais enfin ils le sont, à ce qu'ils prétendent. On encourage de telles inventions, et ceux qui les font sont honorés. C'est triste, quoi qu'on en dise. Car tout cela n'est pas le reflet de la bonté humaine, mais celui de la perversité. Et, ces bons hommes, après nous avoir montré les mauvais instincts qui les animent, ils viennent nous parler de la rage du chien ?

La rage chez le chien est une maladie; chez l'homme elle est un vice, qu'on n'a pas encore trouvé le moyen de cautériser. Malgré ça il se dit *quand même* fait à l'image de Dieu, ce qui n'est pas flatteur pour la divinité. L'homme a des prétentions tellement orgueilleuses qu'elles vous font rire parfois. Pour ne parler que de son caractère, ce n'est pas tout à fait l'emblème de la douceur. Souvent, sans motifs bien sérieux, il se fâche, il grogne, il rugit; il devient colère pour la moindre contrariété que rencontrera une de ses fantaisies; il ne veut guère se soumettre de bonne grâce; mais quand il est assez fort, qu'il croit l'être, il veut que tout plie devant lui; il a les défauts de certains animaux, mais il n'a pas les bonnes qualités du chien. C'est sans doute ce qui a fait dire à La Fontaine que *ce qu'il y avait de mieux dans l'homme, c'est le chien.* Faut-il se fâcher de cette vérité, car c'en est une ? A quoi bon ! Il faut prendre les choses du bon côté, reconnaître nos défauts et faire en sorte de nous corriger.

Le grand Cyrus n'aimait pas la satire; ce n'était point, selon lui, en décriant les hommes qu'on les rendait meilleurs; c'était les irriter plutôt que de les réformer; et « comme il ne faut pas se rendre haïssable, on peut craindre pour soi ce qu'on aime à entendre dire des autres ».

Je ferai remarquer, ici, qu'on ne redoute le blâme qu'autant qu'on se conduit mal, comme d'autres peuvent le faire; mais celui qui ne fait rien de répréhensible n'a rien à redouter de ce qu'il entend dire de ses voisins; s'ils sont malhonnêtes, c'est leur affaire et non la sienne. Certes, il ne faut pas dire du mal de l'humanité sans motif; mais il faut convenir cependant qu'on ne peut louer le mal comme le bien; et lorsque le mal se présente, il faut de toute nécessité le blâmer pour qu'il disparaisse, et à ceux qui le font leur inspirer des idées plus sages. Si l'homme veut vraiment être supérieur à tous les êtres qui respirent, c'est par la bonté qu'il faut commencer, et bannir de toutes pratiques les moyens violents et cruels, aussi bien pour l'homme que pour les bêtes.

.˙.

Depuis quelque temps, et sans motif apparent, je ne dirai pas tout le monde, mais un assez grand nombre de personnes effrayées, à tort, fuient le chien de crainte d'être mordues et de devenir enragées. L'effroi dont ces personnes sont saisies n'a rien de fondé, elles sont troublées, aveuglées par la peur qui ne raisonne pas et ne réfléchit pas davantage, ce qui empêche de voir les choses sous leur vrai jour. On est dans l'ignorance de ce qu'on aurait besoin de savoir, et parce qu'on ne sait pas, on croit avoir raison d'avoir peur.

Seulement la peur peut donner la maladie qu'on redoute, événement fâcheux dont les timorés ne se doutent point. Car il est prouvé qu'une personne mordue par un chien *non enragé*, peut contracter cette maladie, si cette personne a dans la pensée que le chien qui l'a mordue est enragé ou *peut être* enragé, ce qui est la même chose, attendu que le doute la jette dans les mêmes angoisses.

Je cite pour mieux prouver :

« Disons enfin que la frayeur, la crainte de la rage,
« peut causer une *fausse rage*, en tout semblable à la
« rage vraie, et tout aussi dangereuse.

« Rien n'en pourra donner une meilleure idée que
« l'exemple suivant :

« Un jeune homme, ayant été mordu par un chien
« qu'il se figurait enragé, eut tous les symptômes de la
« rage le cinquième jour après sa morsure. Il allait y
« succomber, lorsqu'on amena dans sa chambre le chien
« qui l'avait mordu, *lequel était parfaitement bien*
« *portant*; cette vue le tranquillisa et quatre jours après
« il était en état de se livrer à ses exercices habituels. »
(A. Watrin, ouvrage cité par M. Paul Combes, dans
une petite brochure : *La Vérité sur la Rage* (1).

A qui doit-on ces craintes chimériques ? A M. Pasteur, au grand Pasteur qui n'a pas trouvé le moyen de
guérir de la rage, mais a la rage de vouloir guérir quand
même, non pour le bien de l'humanité, mais pour son
intérêt particulier. Et il faut que beaucoup d'autres
intérêts particuliers soient liés au sien pour être
défendu avec tant de chaleur, de générosité par d'autres
savants, qui le proclament le savant des savants pour
une découverte qui n'existe pas, mais qui ressemble tout
simplement à une mauvaise farce. Rien n'est prouvé,
mais on l'acclame comme un grand prodige de la science.
Il a un bonheur que beaucoup de gens de bien n'ont
pas. Tout lui sourit. Ce qui existe pour d'autres n'existe
pas pour lui, ou n'existe pas dans les mêmes conditions.
Ordinairement les hommes sont jaloux les uns des
autres. Un homme de talent vrai, honnête et ennemi
des coteries est presque toujours combattu, ou bien si
on ne le combat pas on fait le silence autour de lui; on
n'en parle plus, voyant qu'on n'en peut rien tirer. On
le tue par le silence ou le ridicule. Pour Pasteur rien
de tout cela ne se produit. Tous les corps savants, ou
réputés comme tels, se prosternent devant ce per-

---

(1) *La Vérité sur la Rage*. Prix 0 fr. 50 c. en vente chez
Paul Combes, 78, rue de Longchamps, Paris.

sonnage. La docte Académie française a fait de même et les quarante fauteuils qui la composent, moins un occupé par ledit Pasteur, le louent, le chantent comme une célébrité incomparable. Ce qui se passe en faveur de cet homme a quelque chose de ridicule. Il ne faut pas le discuter, mais croire tout ce qu'il dit et admirer tout ce qu'il fait. Les savants qui le combattent, — car il y en a, — sont, aux yeux de ses admirateurs, tous des imbéciles. C'est une affaire convenue que tous ceux qui attaquent le grand savant sont des brutes. Mais les vrais savants qui l'attaquent ne se déconcertent pas pour cela. Les H. Boëns, les Paul Combes, les Peter, Meunier, etc., ont déjà prouvé, par les défis qu'ils lui ont portés, que non seulement il n'avait rien trouvé, mais qu'il était plutôt un homme de mauvaise foi, songeant bien plus à s'enrichir de la naïveté publique qu'au bonheur de l'humanité. La preuve que l'intérêt seul le pousse, c'est qu'il ne donne rien. S'il était réellement dévoué à l'humanité, comme il semble le dire, et sans se sacrifier pour elle, il populariserait son système pour le bien-être de tous ceux qui pourraient en avoir besoin. En procédant ainsi, il ferait acte de dévoûment, de quelque désintéressement. Mais point du tout. Il veut tout vendre. Malgré cette rapacité, on loue son abnégation, sa charité et sa générosité. Il n'a rien du génie d'Hippocrate et rien de son désintéressement. Ce n'est pas lui qui refuserait, je crois, les présents d'un Artaxerce. Il accepte de tout le monde. Grâce au sieur Paul Bert, — encore un vivisecteur, un écorcheur d'animaux vivants, — le grand Pasteur touche une rente annuelle de 25,000 fr. à perpétuité et reversible sur sa famille après sa mort. En premier lieu, Paul Bert avait demandé une rente de 12,000 fr. ; c'était bien raisonnable. Bert (Paul), qui avait son idée, trouva que ce n'était pas assez; il en demanda le double à la Chambre des députés, qui vota 25,000 fr. par an au lieu de 12,000 fr. Ce que c'est que l'intrigue! Voilà comment l'honorable M. Pasteur se trouve rentier de l'État à perpétuité.

Qu'on récompense un homme d'une découverte utile qu'il donne au monde, à l'humanité, je trouve cela admirable, sublime, mais qu'on récompense aussi les enfants qui n'ont rien fait, en leur donnant les mêmes avantages qu'à leur père, je trouve cela injuste et stupide. Il me semble que la famille devrait refuser. Parce qu'on donne une couronne civique à un père de famille, est-ce une raison pour en donner à toute sa progéniture ?

S'il s'est trouvé une Assemblée pour voter une telle somme, il faut croire que l'avenir nous en donnera une autre plus sensée pour réparer une erreur due à l'enthousiasme des premiers moments et qu'elle annulera par un vote ce que leurs prédécesseurs ont fait avec un peu trop de légèreté. Je ne vois pas pourquoi on continuerait de servir à un homme, quel qu'il soit, une récompense qu'il ne mérite point, attendu que la soi-disant découverte qui l'a motivée n'existe pas. En toutes choses, il est juste et sage de réparer les méprises.

M. Pasteur, également, n'a rien de la grandeur de certains savants. F.-V. Raspail, un homme qui lui est supérieur en tout, s'est réellement occupé des malheureux, ayant confiance dans sa nouvelle méthode pour le traitement des maladies, et pensant avec raison que son système pouvait être utile à tous, au lieu de le tenir caché, il eut l'idée de faire son *Manuel annuaire de la Santé*, dont la modicité du prix met à la portée de tous, les sages avis et les bons conseils qu'il renferme.

Autant qu'il lui a été possible, il a donné le moyen de se guérir : c'est en procédant ainsi qu'on reconnaît l'homme de bien. Grâce à son petit livre, beaucoup de gens se sont guéris ou soulagés, comme beaucoup d'autres encore pourront le faire. Autant de malheureux soulagés, autant de bénédictions lui sont dues.

D'autres savants, comme Raspail, ont préconisé, popularisé les découvertes qu'ils ont cru utiles au soulagement de l'homme.

On glorifie M. Pasteur, comme ayant trouvé un remède pour guérir de la rage. Mais le remède a été trouvé avant lui, et jamais, pour les savants qui ont fait cette heureuse découverte, il n'est venu à l'idée de personne de leur faire voter des rentes perpétuelles par une Assemblée quelconque. Ils le méritaient aussi bien que M. Pasteur. Il faut convenir que ce dernier a toutes les réussites, excepté la réussite des découvertes pour lesquelles on le loue, mais qui ne sont pas encore justifiées. Ce qui fait la gloire de cet homme ou plutôt celle qu'on lui fait et qu'on veut lui faire *quand même*, c'est l'intrigue, l'intérêt d'un côté et l'ignorance de l'autre.

Pour l'intérêt de tous, je vais donner ici *le traitement de la rage par les bains de vapeur* que je trouve dans le *Bulletin de la Société française contre la vivisection* que le lecteur fera bien de lire et de faire lire le plus possible dans un but d'utilité (1) :

« Quoique le célèbre Ribeiro Sanchès, médecin de
« l'Impératrice de Russie, dans son mémoire lu, en
« 1779, à l'Académie de médecine de Paris, ait dit d'une
« manière positive : *Je conseille les bains russes contre*

(1) Bulletin n° 4, juin 1886, au siège social de la Société française contre la vivisection, 3, quai Voltaire, Paris.

« *l'hydrophobie*, nous n'aurions peut-être jamais
« soupçonné l'efficacité de ce mode de traitement de la
« rage, si le docteur Buisson de Montpellier, dans une
« courte notice lue en 1834 à l'Académie des sciences,
« n'avait cité plusieurs cas de guérison de la rage,
« due aux bains russes.

« Voici comment ce praticien raconte la façon dont
« il se guérit lui-même de ce mal :

« Appelé pour donner mes soins à une femme hydro-
« phobe, après l'avoir saignée, je m'essuie à son mou-
« choir plein de bave. Ayant une plaie à l'indicateur
« de la main gauche, je ressentis une douleur au
« neuvième jour, partant du doigt indicateur, suivant
« le nerf radical et se communiquant jusqu'au cerveau.
« L'accès était d'environ deux ou trois minutes, et
« l'intermission de six à sept minutes. Les yeux étaient
« extrêmement douloureux et semblaient sortir de leurs
« orbites. La lumière m'affectait vivement, et par
« conséquent tous les corps lucides, tels que le verre,
« les métaux, etc. Mes cheveux étaient d'une telle
« sensibilité, qu'il me semblait que, sans les voir,
« j'aurais pu les compter. L'impression d'un courant
« m'était non seulement douloureuse, mais prolongeait
« les accès. Mon corps me paraissait plus léger que
« l'air ; je croyais qu'en m'élançant de terre, j'aurais
« pu m'élever à une hauteur prodigieuse, et qu'en me
« jetant d'une croisée, je n'aurais pu toucher le sol.
« J'avais la glotte douloureuse, et à l'épiglotte je sen-
« tais un peu d'inflammation ; j'éprouvais des nausées
« continuelles ; je salivais beaucoup et crachais conti-
« nuellement ; je sentais les glandes sublinguales en-
« gorgées ; mais, ayant voulu m'en assurer en me
« regardant dans la glace, je n'ai jamais pu y réussir ;
« ma vue était tellement affectée, que j'ai été obligé

« d'y renoncer. J'avais une envie continuelle de courir
« et même de mordre, et je me sentais soulagé en me
« promenant vite dans ma chambre, mordant mon
« mouchoir. Je buvais avec beaucoup de peine; l'hor-
« reur que j'avais de l'eau me paraissait tenir de sa
« lucidité: en fermant les yeux, je buvais.

« Ne songeant qu'à la mort, je cherchais la plus
« prompte et la moins douloureuse; je croyais depuis
« longtemps qu'un bain de vapeur pouvait prévenir
« l'hydrophobie, mais non la guérir. Résolu de mourir
« dans un bain de vapeur à la russe, je prends le ther-
« momètre de Réaumur à la main, crainte qu'on me
« refuse de la chaleur..., et à 42°, je fus guéri!...
« J'avoue que je ne croyais pas à ma guérison, qui
« tenait du prestige; je crus n'éprouver qu'une longue
« intermission, que le contact de l'air extérieur ferait
« cesser. Néanmoins, je sors, dîne et bois copieusement,
« me couche et dors bien. Depuis ce moment, je n'ai
« jamais rien senti.

« L'hydrophobie ou rage, ajoute le Dr Buisson, est
« spontanée ou consécutive. Elle est spontanée chez
« certains animaux, tels que le chien, le loup, etc.,
« en un mot chez tous les animaux qui ne suent pas...
« Les animaux qui suent, tels que l'homme, le cheval,
« etc., ne deviennent hydrophobes que par l'absorption
« du virus rabique.

« Jusqu'à ce jour on ne connaissait aucun moyen de
« guérir cette terrible maladie; on n'était pas même
« sûr de la prévenir par la cautérisation des plaies,
« ce qui est reconnu aujourd'hui. Un bain de vapeur
« prévient l'hydrophobie; un bain de vapeur guérit
« l'hydrophobie.

« Un bain de vapeur peut prévenir l'hydrophobie.
« Cependant, pour plus de sûreté, j'en fais prendre

« sept de 38° à 48°, selon la constitution des personnes
« et leur facilité de suer. Je fais coucher le malade
« entre deux lits de plumes, et, le jour je lui fais boire
« une grande quantité d'une infusion de bourrache bien
« chaude. Je prescris beaucoup d'exercice et le laisse
« libre pour sa nourriture. Je défends surtout de par-
« ler de l'accident, crainte d'affecter son moral. »

Enfin, pour compléter ces intéressantes observations,
je citerai, ici, celle de Mme Anna Kingsford, docteur-
médecin, qui, dans une petite brochure, grosse de
science, intitulée : *Réception par Victor Hugo*, juillet
1884 (1), parlant également du Dr Buisson, dit :

« Le Dr Buisson s'est guéri lui-même par ce système
« de traitement, et qu'ensuite, par les mêmes moyens,
« il obtint la guérison de près d'une centaine de per-
« sonnes ayant été mordues par des chiens rabiques.

« Il ordonna des bains russes, de vapeur ou de cha-
« leur, qu'il fit prendre de 42° à 48°, thermomètre
« Réaumur, sept bains en sept jours. Il fit laver la plaie
« en même temps avec de l'ammoniaque liquide, et
« boire trois ou quatre litres par jour d'une infusion
« de bourrache chaude pour aider la transpiration
« libre. Il prescrivit beaucoup d'exercice, et fit renou-
« veler sur la plaie, toutes les trois heures, des cata-
« plasmes de farine de lin. Dans le cas où la maladie
« s'était déjà déclarée, il ordonna de laisser le malade
« dans le bain jusqu'à sa guérison. C'est ce qu'il fit
« pour lui-même. La guérison est sûre suivant son
« système, le premier jour; incertaine, le deuxième;
« impossible, le troisième. Qui attendra le dernier jour,

(1) Réception par Victor Hugo, bulletin n° 2, au siège social
de la Société française contre la vivisection, 3, quai Voltaire,
Paris.

« connaissant son moyen ? On n'attendra même pas la
« maladie, on la préviendra toujours. L'hydrophobie,
« termine le Dᵣ Buisson, ne se déclare jamais avant
« le septième jour après la morsure ; on peut donc faire
« un long voyage pour se procurer des bains dits à la
« russe. »

A l'époque où le Dᵣ Buisson écrivait ces lignes, il
était difficile de se procurer ce genre de bain ; mais
aujourd'hui ils sont tellement popularisés, qu'on en
trouve dans toutes les villes, ce qui rend l'application
du traitement indiqué ci-dessus des plus facile. Puis-
que beaucoup de gens, à tort il faut le dire, sont effrayés
de la rage, on reconnaîtra avec raison qu'on ne saurait
trop donner au public les moyens pour s'en guérir, ni
trop louer ceux qui les donnent. Le traitement du médecin Buisson, que je viens de donner en entier, fut
envoyé par Mᵐᵉ Anna Kingsford, docteur-médecin, à
M. Louis Combet, docteur-médecin, de Lyon, lequel,
avec son dévoûment qui le caractérise pour tout ce qui
est utile, s'empressa de le porter aux journaux de la
ville pour le faire publier, et, par ce moyen, rendre
service à ses concitoyens, quelle que soit l'opinion,
qui, toujours, doit s'effacer devant une question d'humanité.

Le lecteur pense peut-être que toutes ces feuilles à
cinq centimes, auxquelles M. Louis Combet s'est
adressé, se sont empressées de satisfaire son désir, et
de le publier à son de trompe ? Point du tout. C'est
stupéfiant, mais c'est ainsi. Pas un de ces bons journaux, quelle que soit la nuance, et qui tous veulent le
progrès !... la lumière !... quand la coterie ou l'intérêt
se trouve de les servir, n'a voulu le publier, sous prétexte qu'on ne pouvait aller contre M. Pasteur, ou le
dieu Pasteur ! C'est parce que personne n'a voulu le

publier, que je le publie, ici, à mes frais, dans un but
d'utilité pour tous.

M. Pasteur veut bien des contradicteurs, mais qui
parlent comme lui, et des auditeurs qui l'acclament et
l'approuvent toujours. Comme vous voyez, il a le caractère facile. Cependant il n'en est pas ainsi pour lui,
et il a de rudes jouteurs qui lui montrent l'inanité de
sa science. Le journal *l'Ami du Peuple*, de Charleroi,
du 1er août 1886, donne le compte rendu d'une conférence faite sur l'hydrophobie, qui a eu lieu le 25 juillet
de cette année 1886, dans le but de démontrer, avec
preuve à l'appui, l'inexactitude des découvertes de
Pasteur. J'en détache la page suivante. Ce n'est pas
moi qui parle, ce sont des savants :

« Les médecins français, comme tous les médecins
« étrangers en général, reviennent les uns après les
« autres de leur engouement pour le Maître de la rue
« d'Ulm.

« Dans la conférence de Paris du 25 juillet qui, com-
« mencée à une heure et demie, ne s'est terminée que
« vers cinq heures, il a été démontré de la manière la
« plus irréfutable par les orateurs qui ont captivé l'at-
« tention constante d'un auditoire sympathique de
« savants, d'hommes politiques et de gens du monde,
« que les découvertes médicales de Pasteur ne sont que
« des mystifications *greffées sur les plus audacieux*
« *mensonges.* Il ne guérit pas plus les enragés qu'il
« n'a guéri les vers à soie. Quand il dit qu'il y a des
« microbes rabiques dans le cerveau des enragés, il
« ment, comme il a menti effrontément dans toutes les
« déclarations scientifiques qu'il a formulées depuis
« dix années. Les sujets qu'il prétend avoir sauvés de
« la rage n'étaient pas malades, et ceux qui l'étaient
« n'ont pu être guéris. Son vaccin ne contient aucun

« microbe rabique. Le traitement inoculatoire de Pas-
« teur ne procure donc, malgré ce que disent les
« badauds, qu'une fausse sécurité aux enragés, puisqu'il
« néglige de leur donner les seuls soins qui peuvent les
« guérir, la *succion* et la *cautérisation* des plaies
« d'abord, ensuite la *transpiration générale.* L'imagi-
« nation seule ne donne pas le tétanos rabique ni aucun
« autre; les sujets qui succombent aux autres espèces
« de tétanos ont éprouvé un accident grave quelconque.
   « Il est donc insensé de dire que le traitement ino-
« culatoire du *Grand* parisien a, au moins, la vertu
« d'agir sur l'esprit du malade, comme si la foi en Pas-
« teur ou en Saint-Hubert et l'eau de Lourdes avait le
« privilège de guérir des maladies qui existent en de-
« hors et en dépit de l'imagination, et que, seule, l'ima-
« gination ne pourrait, en aucun cas, provoquer. » Hubert Boëns.
   Par le petit passage que je cite ici, on voit que
Pasteur est réfuté d'une façon très précise et catégo-
rique. Et pour détruire l'effet des réfutations pleines
de vérité qui lui sont faites et auxquelles il a soin de
ne pas répondre, lui, Pasteur, les journaux à sa dévo-
tion, qui le défendent *quand même*! tels que le *Temps*,
la *République française* et le journal le *Voltaire*,
un beau et grand nom cependant qui devrait inspirer
l'amour de dire la vérité, rendent compte de cette conférence en disant tout le contraire de ce qui s'est passé,
ou le tournant en ridicule, afin, par intérêt, de maintenir le public dans l'erreur, et laisser aux intrigants
le loisir d'en vivre. On dénature les faits dans un but
de coterie et l'on fait taire la vérité pour le même motif.
Et après des faits de ce genre, les hommes sont étonnés
d'être blâmés.
   Puisqu'on parle de Pasteur, le soi-disant guérisseur

de la rage, pourquoi ne pas parler des autres savants, de leurs découvertes, et rendre le public juge de tout ce qui se passe, ce qui serait d'un bon profit pour tous ? Mais, non, on ne vous parle que d'un seul : Pasteur ! Et si certaines gens ne vous parlent que de lui, c'est, non dans un but scientifique et humanitaire, mais dans un but d'intérêt, de ressources pécuniaires. Avec le traitement de Pasteur il a plus à gagner qu'avec celui de Buisson ou de Ribeiro Sanchés. Le traitement de ce dernier est plus facile à appliquer ; pas de déplacement, pas de visites à faire au grand homme Pasteur pour se faire inoculer quoi que ce soit, bonne raison pour n'en pas parler ; bonne raison encore pour une certaine catégorie de médecins pour n'en pas vouloir la publication et encore bien moins l'application.

Le remède ou système Pasteur est bien plus lucratif, et c'est l'intérêt, comme je viens de le dire, qui le fait défendre et prôner de préférence à tout autre.

Le Corse Napoléon Ier, par un décret de son *auguste volonté*, rendit obligatoire le système de Jenner, comme infaillible pour prévenir la variole ou petite vérole ; la pratique a démontré, aujourd'hui, que cette infaillibilité n'existe pas et qu'elle n'a jamais existé. Car j'ai vu, pour ma part, beaucoup de personnes ayant été vaccinées quatre et même cinq fois, à diverses époques, et au bout de quelque temps contracter la maladie contre laquelle elles croyaient être à l'abri. Une méthode réellement infaillible n'a pas de ces défaites. On avait foi dans le système, mais rien de plus. Ce qui a fait naître cette croyance aveugle pour Jenner, c'est le décret de Napoléon : il suffit que les grands préconisent certaines choses pour qu'elles soient reçues et acclamées de tous. Un instant on disait qu'on devait faire de même pour le système Pasteur ; c'est-à-dire faire une loi pour le rendre obligatoire pour tous les propriétaires de chiens et autres animaux qui seraient obligés de leur faire inoculer le virus rabique, en attendant qu'on étendit cette mesure pour les hommes, ce qui serait un fléau pour l'humanité. Néanmoins si, par une loi, un tel système était imposé, comme l'a été celui de Jenner, vous voyez de suite les bénéfices qui en résulteraient pour les médecins, défenseurs de Pasteur. Avec la méthode Buisson rien d'aussi rémunérateur ; c'est donc par intérêt qu'on repousse celui-ci, et par intérêt encore qu'on défend celui de Pasteur.

D'après cela, mes sympathies sont acquises aux médecins qui le combattent. Et de cette lutte consciencieuse, il faut croire que la vérité finira par triompher.

Quant au système Jenner, je crois qu'il finira par disparaitre définitivement de la thérapeutique. Chaque jour amène des hommes éclairés, des praticiens consciencieux, qui lui sont hostiles parce que la pratique, l'expérience leur a démontré que cette méthode était plutôt funeste qu'utile à l'humanité.

Voici un médecin anglais qui l'abandonne définitivement. C'est le journal l'*Ami du Peuple*, de Charleroi, du 1er août, qui l'annonce à ses lecteurs :

« Après avoir vacciné, comme tous mes confrères
« anglais, des milliers de personnes, je vis que cette
« pratique *causait des accidents et ne préservait pas*
« *de la variole*. J'ai cessé alors de vacciner et renoncé
« aux 7,500 fr. que cette pratique me rapportait chaque
« année.

« Dr COLLINS (Londres). »

Une telle détermination fait l'éloge de celui qui l'a prise ; c'est l'action d'un honnête homme. Et il me semble que de tels exemples devraient un peu dessiller les yeux aux croyants en Jenner. Je sais, pour ma part, que j'ai vu beaucoup de personnes, qui après avoir été vaccinées, ont pris la variole comme si elles ne l'avaient pas été ;

Voici un fait que je soumets à la méditation des hommes savants et consciencieux :

Le frère d'un ami fut vacciné à l'âge de six ans ; quelques jours après cette opération, cette mesure de prudence, l'enfant, qui était magnifique, d'une belle nature, frais de couleur, devint pâle, souffrant. Insensiblement toute la partie gauche du corps seulement, se couvrit de tumeurs, de plaies, d'ulcères, qu'on ne put jamais guérir et lui désorganisèrent le bras et les doigts de la main gauche, ce qui le rendit infirme. C'est ainsi qu'il mourut à l'âge de 33 ans, après avoir bien souffert. Les enfants de cette famille étaient au nombre de six ; ils étaient tous très sains, ainsi que les parents. Deux furent vaccinés ; mais un seul fut maltraité comme je viens de le dire. La méthode Jenner a cela de mauvais, de vicieux, c'est que tout en voulant vous préserver d'une maladie, qu'elle ne prévient pas efficacement, on peut vous inoculer des maladies bien plus dangereuses que celle qu'on redoute. Les partisans du système disent qu'il atténue les effets de la variole. Pour bien constater cette atténuation, il faudrait qu'il fût possible de dévacciner la personne vaccinée, et voir si dans cet état la maladie est plus grave avant ou après avoir été vacciné, et pouvoir comparer ensemble les effets de l'une et de l'autre. Comme cela n'est pas possible, on ne pourra toujours que supposer cette atténuation. Mais cette même atténuation, qu'on invoque, est déjà un fort coup de bélier donné au système lui-même, dont on a toujours vanté l'infaillibilité. Il en sera de même pour celui de Pasteur : un

jour il sera classé dans les utopies scientifiques et
dangereuses pour l'humanité, parce qu'en voulant inoculer toutes les maladies chez l'homme pour qu'il ne les
ait pas, on ne peut qu'empoisonner l'espèce humaine ;
telle est la perspective que nous promet l'inoculation à
outrance et la rage des inoculateurs de vouloir tout
inoculer. Malgré ce danger qui nous menace ou semble
nous menacer, il s'est trouvé dans le sein du conseil
municipal de Paris une majorité assez drôle et assez
forte en même temps, qui après les instances d'un
certain Robinet, a voté pour l'institut, ou plutôt l'usine
à Pasteur, une concession de terrain de 2,500 mètres
pour *quatre-vingt-dix-neuf ans !*..... Autant dire un
siècle. Un vrai savant et désintéressé n'aurait pas
autant de bonheur. Ce projet idiot a été, le 29 mai 1886,
vaillamment et intelligemment combattu par les médecins Cattiaux, Chassaing, Navare. Mais les justes
observations de ces Messieurs, démontrant l'inutilité
de la fondation d'une telle maison pour les enragés,
sont restées vaines. Rien d'étonnant à cela ; ce n'est
pas d'aujourd'hui que le fanatisme ou la coterie l'em-
porte et triomphe sur la raison. Il faut croire cependant que ceux qui ont voté pour un institut de ce genre
sont de bonne foi ; car... s'ils ne l'étaient pas, s'ils
avaient cédé à tout autre motif que celui de bien faire
et de faire quelque chose d'utile, ils seraient bien mé-
prisables.

Seulement ils auraient dû attendre encore. Pasteur
ne guérit pas de la rage, il ne peut que la donner. C'est
ce que l'avenir apprendra un jour à ses naïfs admirateurs. Et les conseillers qui ont voté en faveur de son
usine de virus rabique, s'ils ont été de bonne fois ne
pourront que se repentir de leur vote irréfléchi.

Les conseillers municipaux de quatre à cinq villes

ont suivi, ou cru devoir suivre, l'exemple de celui de
Paris, et ils ont voté des sommes plus ou moins fortes.
Celui de Lyon qui a voulu se distinguer a fait de même.
Par l'organe et la proposition d'un de ses jeunes col-
lègues de 70 ans, le Conseil s'est trouvé invité à voter
une somme de 2,000 fr. pour la maison Pasteur. Cette
proposition, que les insuccès du Maître Pasteur ne
justifient point, a été vigoureusement, énergiquement
et intelligemment combattue par M. Louis Combet,
docteur-médecin, et M. Quivogne, vétérinaire. Les
sages observations de ces Messieurs n'ont pas eu
tout le succès qu'elles méritaient. Quand on parle à
des sourds, il est difficile d'être entendu et d'être
compris. Toutefois les deux mille francs demandés par
le jeune Vignat ne furent pas votés. M. Aufavray, qui
voulait, lui aussi, honorer le grand homme, modifia la
première proposition en demandant au Conseil seulement 1,000 fr., ce qui fut accordé. On sait que
MM. Louis Combet et Quivogne ont voté contre.

C'est 1,000 fr. de trop. Et la majorité du Conseil
municipal de Lyon n'a pas montré plus de raison que
celle du Corps législatif qui lui a voté 25,000 fr. de
rente à perpétuité. C'est 1,000 fr. de trop, attendu que
le système Pasteur, qui a été essayé, est reconnu
funeste et des plus désastreux pour les bêtes et pour
l'homme.

Écoutez ce que dit à ce sujet M. le docteur Hubert
Boëns, dans une conférence qu'il fit à Auxerre, le 14 sep-
tembre 1884, que le lecteur fera bien de lire dans son
intérêt particulier (1) :

---

(1) Demander au Siège social de la Société française contre
la vivisection, 3, quai Voltaire, à Paris, le *Bulletin* n° 3, 20 mai
1885.

« M. Pasteur, surenchérissant sur ses devanciers,
« s'est flatté d'arriver à préserver les vers à soie de la
« *flacherie*, les poules du *choléra*, les moutons du
« *charbon* ; il a expédié et vendu, à son *profit*, des
« tonneaux de virus atténués, *fabriqués aux frais de*
« *l'État* ; et il n'a réussi qu'à se *faire des rentes et à*
« *ruiner les sériculteurs et les agriculteurs*, en massa-
« crant des milliers d'animaux dans ses laboratoires et
« dans leurs étables. »

« Je pourrais vous rappeler ses recommandations
« sanitaires contre le choléra d'Égypte, qui ont excité
« l'hilarité de tous les gens sensés et qui ont eu pour
« effet, malgré la muselière phénique et le plombage
« des ustensiles de cuisine, d'occasionner la mort de
« son crédule et infortuné disciple, le docteur
« Thuillier. »

D'après de telles observations, on voit que les 1,000 fr.
votés par la majorité du Conseil municipal de Lyon,
pour le sieur Pasteur, sont inutiles et nuisibles aussi
bien que les 40,000 roubles (100,000 fr.) envoyés
pour le même sujet, par l'empereur de Russie, le
20 août 1886. Que de naïfs trompés !

Il est une chose encore détestable chez Pasteur et
que ce maniaque semble vouloir éterniser : c'est la
vivisection, espèce de démence décorée du nom de
science qu'il a emprunté à d'autres savants, comme
Claude Bernard, qui a passé sa vie à écorcher les chiens
et autres bêtes. S'il a été savant sur quelque chose, ce

ne doit pas être exclusivement pour avoir fait une
aussi triste besogne. Malgré le mérite réel du chien,
cela ne le sauve pas des mauvais traitements ni des
folles expériences qu'on fait sur lui. C'est sur cette
pauvre bête que certains savants, sous prétexte de
s'instruire, se livrent à la vivisection, science de
bourreau qui consiste à pratiquer sur le corps d'un
animal vivant toutes espèces d'opérations plus cruelles
les unes que les autres, pour ne rien apprendre de bien
sérieux à ces sinistres praticiens. Et ils sont si peu
sûrs des expériences et des remarques qu'ils ont faites,
que chaque savant est d'un avis contraire à celui de
son voisin. En voici un petit échantillon qu'il est bon
de connaître et qui se trouve dans le journal *l'Ami du
Peuple*, de Charleroi, numéro du 26 avril 1885 :

« Les vivisecteurs de Paris recherchent, depuis
« quelque temps, si un animal meurt quand on lui
« coupe tels ou tels nerfs. C'est comme si les télépho-
« nistes recherchaient si la voix se transmet encore
« quand on coupe tels ou tels fils métalliques de la
« corde conductrice.

« Ce qu'il y a de plus fort, c'est qu'un vivisecteur
« opère sur un animal, un second sur un autre animal
« et ainsi de suite.

« Or, Paul Bert viviséquant des chiens soutient que
« la section de tel nerf les tue. M. Beaconis, au con-
« traire, expérimentant sur des lapins, prétend que la
« destruction du même nerf ne les empêche nullement
« de vivre. Que concluez-vous de là pour l'homme ?
« Et qui ne sait que les nerfs sont les conducteurs de
« l'électricité vitale, au même titre que les fils télégra-
« phiques conduisent l'électricité chimique !

« A quoi bon, donc, ces essais sanguinaires ? »

Si Buffon, ce grand observateur, revenait, que pencrait-il de nos savants d'aujourd'hui ? Tout porte à croire qu'ils seraient sévèrement blâmés. Malgré tout le bien que cet homme illustre a dit du chien et en sa faveur, cet intelligent animal ne trouve pas de grâce devant certains scientifiques de notre époque qui veulent à toute force expérimenter sur tout et tout viviséquer *au gré folâtre* de leur caprice.

On a pour les assassins, les parricides, des circonstances atténuantes ; il y a des jurés assez flegmatiques pour en trouver toujours quand bien même c'est au préjudice de la loi et des victimes. Est-ce parce que l'intérêt des jurés n'est point en cause, ou bien est-ce leur grande sensibilité qui les fait agir si tendrement ? A-t-on bien la sensibilité qu'on nous montre ?

Admettons-le. Mais si on est réellement bon, il me semble que la sensibilité doit s'étendre sur tout, pour les hommes comme pour les bêtes, surtout pour les animaux utiles, et ne le seraient-ils pas, je ne vois pas la nécessité de les torturer.

Bien que le chien soit l'ami vrai de l'homme, nous avons des esprits grincheux qui prétendent qu'il faut tous les exterminer, parce qu'ils ne les aiment pas. Il y a une chose qu'il faut remarquer chez le chien, ce qui est à sa louange, comme le dit très bien Buffon :

« Sans avoir, comme l'homme, la lumière de la pensée,
« il a toute la chaleur du sentiment ; il a de plus que
« lui la fidélité, la constance dans ses affections, *nulle*
« *ambition, nul intérêt, nul désir de vengeance*, nulle
« crainte *que celle de déplaire* ; il est tout zèle, toute
« ardeur ; plus sensible au souvenir des bienfaits qu'à
« celui des outrages, il ne se rebute pas par les mauvais
« traitements ; il les subit, *il les oublie*, ou ne s'en sou-
« vient que pour s'attacher davantage ; loin de s'irriter
« ou de fuir, il s'expose de lui-même à de nouvelles

« épreuves ; il lèche cette main, instrument de douleur,
« qui vient de le frapper ; il ne lui oppose que la crainte,
« et la désarme enfin par la patience et la sou-
« mission. »

On ne pourra jamais dire autant de bien de l'homme,
malgré ça il se croira toujours supérieur à tous les
êtres. Il le dira d'autant plus volontiers qu'il est jaloux
de tout, même de son ombre plus grande que lui. Tuer
les animaux, comme nous le faisons, par nécessité,
c'est déjà bien assez triste ; mais s'en servir pour la
vivisection, qui n'apprend rien à ceux qui se livrent à
cette sauvage charcuterie, c'est une erreur et un crime
scientifique qu'un gouvernement intelligent et animé
de quelques sentiments d'humanité doit tout mettre en
œuvre pour supprimer. Agir ainsi, ce n'est pas entra-
ver, ni tuer la science : c'est arrêter la barbarie pour
réveiller les sentiments d'humanité.

Raisonnons un peu. A quoi sert cette vivisection tant
vantée ? A ceci, que chacun sait : Prendre un animal
quelconque, lui faire telle ou telle opération, plus ou
moins atroce, mais elles le sont toutes. Les uns
cherchent à ce qu'ils disent, la circulation du sang ;
d'autres veulent découvrir d'autres mystères, mais qui
leur échappent, bien qu'ils prétendent les avoir trouvés.
Et pour justifier leurs stupides prétentions, ils font des
rapports où les noms scientifiques foisonnent, afin
d'affirmer tant bien que mal leurs prétendues découvertes. Mais, quant à eux, ils n'ont rien appris de sérieux ;
ils ont seulement vu souffrir de pauvres bêtes dont
l'agonie se prolonge plus ou moins selon les blessures
que leur ont faites les tortionnaires *scientifiques*.
Il y a des bêtes qui, ainsi martyrisées, vivent des huit
à dix jours, dans des souffrances qu'elles seules
connaissent, mais qu'on devine. La vivisection ne pou-

vant donner d'autre résultat que celui de faire souffrir
les bêtes inutilement, il est donc utile de la supprimer.
A tuer les bêtes, on n'apprend point à guérir. Celui qui
se destine à la médecine écorcherait des lapins ou des
chiens pendant cinquante ans, quel enseignement en
retirera-t-il ? que saura-t-il faire lorsqu'il sera appelé
auprès d'un malade ? Parce qu'il aura tué beaucoup
de bêtes plus ou moins bêtement et brutalement, sera-
t-il plus apte à connaître une maladie ? Comment le
saurait-il, s'il ne s'est occupé que d'assassiner les
bêtes ?

Le meilleur moyen de connaître les maladies et l'art
de les guérir, c'est d'être dans un hôpital. Là, au milieu
de malheureux atteints de diverses affections, vous
apprenez, par les symptômes, non seulement à diagnos-
tiquer la maladie, mais les moyens, les remèdes, qui
sont propres pour la guérir ou du moins la soulager, si
la guérison est impossible.

Voilà, à mon humble avis, ce qu'il est bon de faire
pour étudier les maladies et guérir les malades. Et c'est
parce que la vivisection est impuissante à mener les
disciples d'Hippocrate vers un aussi beau résultat, que
je suis avec les hommes de cœur qui en demandent la
suppression, au nom du progrès qui n'y peut rien
perdre, et de l'humanité qui ne peut qu'y gagner.

Les vivisecteurs, dans ce qu'ils font, ne montrent pas
de la science, mais bien plutôt de la cruauté ; car il faut
être méchant pour se livrer au travail que voici.

Écoutez M. Victor Meunier, un savant, ce qu'il dit
dans sa chronique scientifique du 20 août 1884 :

« Pendant qu'on casse des encensoirs sur le nez de
« ce faux savant (Pasteur) ; pendant qu'on fait, en son
« honneur, un massacre universel d'animaux de toutes
« races, qu'on enduit les chiens de térébenthine pour

« *voir comment ils meurent quand on met le feu à*
« *cet enduit !...* qu'on trépane les singes et les cobayes
« pour leur inoculer la *rage canine* ; pendant que toutes
« ces horreurs et ces monstruosités s'accomplissent au
« nom de quelques savants indignes de ce nom, le
« peuple paye les frais de ces saturnales. »

En lisant de pareils faits, on frissonne malgré soi ;
et l'on ne peut s'empêcher de dire que les individus qui
se livrent à de telles manœuvres, ne sont que des malfaiteurs scientifiques. Où leur cœur est-il donc placé ?

Et l'on parle du tigre, qui prend plaisir à faire souffrir sa victime ! Qu'est-ce que ces pauvres bêtes, ainsi
martyrisées, torturées, doivent penser de l'homme, si
elles jugent notre espèce d'après les vivisecteurs ? Elles
doivent penser et dire : L'homme est la plus mauvaise
bête de la création, ceci à l'adresse de tous les vivisecteurs, présents et futurs.

On a remarqué chez la plupart des assassins, chez
certains criminels, que pendant leur vie ils avaient été
cruels envers les animaux ; je trouve que MM. les vivisecteurs ont beaucoup d'analogie avec ces derniers. Je
sais bien que les admirateurs de Pasteur, que l'*univers
nous envie*, s'ils lisent ces lignes, à supposer qu'ils
daignent les lire, ne seront pas de mon avis, et diront,
sans balancer, que je suis une brute, que je n'ai pas
autorité pour parler ainsi et d'une façon aussi absolue.

Pour justifier les écarts d'imagination de certains
savants, qu'on nous donne comme tels, on nous dit avec
emphase : Et la Science, *Moossieur !* et le Progrès,
Moossieur, qu'en faites-vous ?... Ne faut-il pas marcher
avec l'un et suivre l'autre ?

D'accord. Soyons avec le Progrès et la Science,
quand tout ce beau cortège n'est pas nuisible à l'humanité. Avec ces grands mots de Progrès, de Science, on

justifie tout et l'on excuse tout. On écorcherait père et mère aux noms du Progrès et de la Science, que les Paul Bertins et les Pasteuriens trouveraient cela tout naturel. On en viendra là pour peu que les Pasteurs se multiplient, et que rien ne les arrête. Ne faut-il pas être du Progrès, et marcher avec lui ? Cependant il ne faut pas faire du nom de Progrès ce que l'Église, le clergé a fait du nom de la religion qui, à diverses époques néfastes de notre histoire, s'en est servi comme d'un masque, non seulement pour excuser ses iniquités, ses crimes, mais pour les justifier et les innocenter tous.

Au nom de la religion et du Saint nom de Dieu, on a établi la sainte Inquisition, œuvre toute catholique, et non pas juive ; au nom de la religion, on a fait la Saint-Barthélemy, la révocation de l'Édit de Nantes, les dragonnades, procédé *tout catholique*, qui consistait à convertir, à coups de sabre, les protestants rebelles, rétifs à la religion chrétienne. Et tout cela *se faisait en douceur*, comme disait *ce bon Monsieur Bossuet*. Comme l'esprit religieux, mal interprété, mal compris, a toujours égaré l'esprit de l'homme, et qu'il l'égarera toujours, il ne faudrait pas faire de même avec le nom de Science et le rendre odieux, en tolérant toutes les imbécillités qu'on peut faire sous son nom. Tout doit avoir une limite. La science, bien comprise, ne doit faire des victimes nulle part; elle doit les prévenir ; elle doit éveiller la bonté et bannir la barbarie. Barbarie est le vrai qualificatif qui convient à la vivisection. C'est un de ces errements d'esprit malade, mal équilibré, que le simple bon sens condamne et qui déshonorent l'humanité et la science. Si certains savants avaient un peu plus de bon sens et de sentiment, ils ne se livreraient pas à de telles énormités. Non seulement elle fait souf-

frir inutilement des pauvres bêtes innocentes de la bê-
tise de l'homme, non seulement encore elle n'est d'aucun
secours pour la science, mais elle a cela de nuisible, au
premier chef, qu'elle émousse peu à peu la sensibilité
du jeune médecin et finit par la détruire. Habitué à viviséquer, à tuer, à voir souffrir les bêtes, il devient
froid, insensible, indifférent aux souffrances de ses
semblables. Comme l'habitude devient parfois une se-
conde nature, il devient dur, même cruel sans s'en
apercevoir. Il ne fait donc plus la médecine par sentiment, mais par état.

Pour être médecin, pour remplir cette mission avec
avantage et laisser à cet art, le premier de tous, toute
sans grandeur, il faut être philosophe, c'est-à-dire avoir
l'amour du bien, de l'humanité. Et la philosophie, qui
condamne la guerre, qui enseigne le respect de la vie
d'autrui à chacun de nous, ne peut moins faire que de
protéger celle des bêtes inoffensives, et blâmer avec
justice les tortures indignes qu'on leur fait subir. Con-
quérir la science par de tels moyens, il vaut mieux
rester bête. Les vivisecteurs sont un peu dans ces conditions ; mais ils sont cruels en plus.

Plutarque, qu'on ne lit pas assez, voulait, avec
raison, qu'on inspirât de bonne heure aux jeunes gens
la bonté envers les animaux, afin que, par cette louable
habitude de mansuétude, ils fussent, plus tard, bons
pour les hommes. Il est bien rare que celui qui est bon
pour les bêtes ne le soit pas pour ses semblables. En
toutes choses la bonté se montre toujours, quand on la
porte en soi.

Je vois des gens qui rient de ceux qui défendent les
bêtes ; ils ont tort tout simplement. Celui qui défend
les bêtes défend l'homme aussi. Tout s'enchaîne. Car

tout ce qui est   , tout ce qui est juste et bon se tourne au profit de l'humanité.

La science et la bonté doivent être sœurs; et c'est en se donnant la main toutes deux qu'elles doivent s'aider pour faire le bonheur de tous.

.·.

Comme nous venons de le voir, les vivisecteurs sont nuisibles à l'humanité, mais ces malheureux aliénés poussent encore à la destruction des animaux.

Les propriétaires de chiens ne liront pas sans intérêt les passages qui vont suivre, et qu'il est bon de leur faire connaître.

M. Edmond Thiaudière, secrétaire général de la Société contre la vivisection, fit connaître les faits suivants à la Société. La vivisection, dit-il, est pratiquée avec une telle fureur par les adeptes de cette fausse science qu'ils ne reculent devant rien pour se procurer des animaux, pour assouvir leur goût d'expérimentation. Il en trouve la preuve dans une lettre donnée par le journal *le Rappel*, du dimanche 26 avril, et signée : *Un passant*.

« Gardez vos chiens.

« Des centaines d'individus sans aveu parcourent en
« ce moment Paris et la banlieu et font main basse
« sur tous les chiens qu'ils peuvent saisir et les con-
« duisent à la fourrière, où le larron perçoit, à titre
« de prime, une somme qui varie entre 0 fr. 50 c. et
« 0 fr. 75 c. par tête.

« La fourrière, à son tour, revend ces chiens aux
« laboratoires des hôpitaux moyennant 1 fr. 50 c. pour
« les animaux ordinaires, et 3 fr. pour les animaux
« de forte taille, pour servir d'étude aux vivisecteurs.

« Le métier de voleur de chiens rapporte en moyenne
« 3 fr. par jour, non compris les aubaines. »

M. Thiaudière écrivit immédiatement au *Passant*
cette lettre que le Rappel publia le lendemain, 27 avril
1885 :

Mon cher Passant,

« Vous apprenez à vos lecteurs que des centaines
« d'individus sans aveu font le commerce de voler des
« chiens pour les vendre à la fourrière qui les revend
« elle-même aux vivisecteurs. Mais je voudrais bien
« savoir si ces gredins sont recherchés par la police,
« mis en jugement et condamnés à la prison, ou s'ils
« ont carte blanche par égard pour des complices aussi
« huppés que la fourrière et les vivisecteurs.

« Il serait vraiment singulier qu'à notre époque, où
« il est impossible de dérober à quelqu'un un fétu
« sans avoir maille à partir avec la justice, on pût im-
« punément lui voler son chien, le seul ami qu'il ait
« parfois, et encore pour le supplicier.

« E. THIAUDIÈRE. »

La lettre de M. Edmond Thiaudière a provoqué l'en-
voi au *Passant* d'une lettre d'un lecteur du *Rappel*,
M. Brieau, lettre instructive et que voici :

Monsieur le Passant,

« Voici la réponse à la lettre de M. E. Thiaudière :
« Les individus sans aveu qui font le commerce des

« chiens le font sous le couvert de la police, et voici
« comment :

« Lorsque les vivisecteurs ont besoin de chiens, ils
« s'adressent à la fourrière, qui parfois en manque.
« On ordonne une rafle de chiens dans un quartier
« quelconque (dernièrement c'était le 13e arrondisse-
« ment).

« Les gardiens de la paix du quartier désigné se font
« accompagner par tous les vagabonds qu'ils rencon-
« trent et les invitent à s'emparer de tous les chiens
« errants.

« Pour chaque chien l'agent remet un bon avec
« lequel l'individu se rend à la fourrière, où il reçoit
« 1 fr. 50 c. par chien.

« Comme les chiens ne sont considérés comme
« errants que lorsqu'ils sont dans la rue, les gens
« chargés de ce métier se munissent d'un morceau de
« viande au moyen duquel ils attirent dans la rue les
« chiens qu'ils voient dans les cours ou dans les bou-
« tiques.

« Une fois dans la rue, le chien est saisi et emmené ;
« si, à ce moment, le propriétaire prévenu s'oppose à
« ce que son chien soit emmené, on le lui rend, mais
« alors l'agent dresse procès-verbal pour contraven-
« tion aux ordonnances de police concernant les chiens.

« On m'a cité un individu qui s'est fait plus de 20 fr.
« dans une journée en faisant ce métier.

« Voilà comment des individus sans aveu font le
« commerce des chiens avec la fourrière, et les habi-
« tants de la rue de la Glacière et autres peuvent
« certifier mon dire.

« BRIGAU. »

Paris, le 25 avril 1885.

A de tels procédés on peut répondre ceci : Le chien
est une propriété ; de plus, on paye un impôt pour en
avoir, ce qui ne se faisait pas autrefois. L'arrêté de
police qui donne l'ordre de les ramasser est donc inhu-
main, que le chien soit errant ou non. Si le chien a un
maître, c'est porter atteinte à la vie de l'un et violer
la propriété de l'autre. Une municipalité qui se respecte,
qui a quelque souci de sa dignité, ne tolère pas dans
une ville un tel scandale, honteux pour ceux qui signent
de telles ordonnances, honteux pour les individus qui les
exécutent. Si l'ordre de le faire n'était pas donné, de
tels faits ne se passeraient point. Les municipalités
feront donc bien d'y réfléchir, attendu que les torts sont
tout de leur côté.

.•.

Il y a l'esprit des bêtes et l'esprit de l'homme ; la
bonté des bêtes et celle de l'homme. Celle de ce dernier, il faut le reconnaître, est parfois bien au-dessous
de celle de la bête. J'en suis bien fâché, bien navré pour
mes semblables, mais c'est ainsi, qu'ils le veuillent ou
non. Pour l'homme, pour notre noble et intéressante
espèce, toutes les occasions lui sont propices pour
montrer tout ce qu'il a de fiel. En voici encore une
preuve qu'il nous donne, mais qu'on ne lui a pas
demandée.

Au sujet des courses qui devaient se faire à Lyon,
le 20 juin 1886, au Grand-Camp, l'honorable Adminis-
tration municipale de notre ville, et pour prévenir les
accidents, n'a rien trouvé de mieux que l'arrêté sui-

vant qualifié par un journal (le *Salut public*) de *férocité municipale* :

« Art. 13. — Il est interdit de laisser vaquer ou
« d'introduire des chiens même muselés ou tenus en
« laisse dans toute l'étendue du Grand-Camp.

« Les chiens qui seront trouvés dans le Grand-Camp
« *seront immédiatement abattus*, et cela sans préjudice
« des poursuites qui pourraient être exercées contre
« leurs propriétaires. »

C'est un peu *roide*. On eût obligé les propriétaires de
chiens à ne pas les amener ou les tenir scrupuleuse-
ment en laisse, que cela eût été suffisant et bien plus
raisonnable.

Les auteurs de cet arrêté, tout en voulant prévenir
les accidents, ne réfléchissaient pas qu'ils pouvaient en
faire naître d'autres. Supposez qu'un chien eût été tué
selon l'ordonnance, bien comme il faut; selon le caractère du propriétaire du chien, tout se serait peut-être
borné à une protestation; mais un autre plus violent,
emporté par la colère et l'indignation d'une telle scélé-
ratesse aurait pu briser la tête à l'assassin de son chien.
Vous voyez de suite le drame qui en serait résulté. Pas
intelligent cet arrêté de police. Cependant, comme on
y parle de chiens muselés, il est bon de répéter que la
muselière ne prévient pas la rage ; au contraire elle
prédispose les chiens à devenir enragés : en les muse-
lant c'est donc courir après le danger qu'on redoute.

A ce sujet, voici ce que dit Mme Anna Kingsford,
docteur-médecin ; le méditer un peu :

« Pendant la saison chaude, on voit souvent des
« chiens, opprimés par la soif et la chaleur, courir
« avec frénésie, aboyer, hurler et baver, cependant ces
« chiens ne sont nullement rabiques; ils souffrent d'une
« attaque nerveuse passagère et seront parfaitement

« rétablis en quelques heures. Cet état de choses arrive
« surtout dans les villes où l'on oblige les chiens à
« porter *toujours des muselières*, instruments qui
« empêchent souvent la transpiration libre, si nécessaire
« aux chiens pendant les grandes chaleurs et qui gênent
« beaucoup la respiration et la déglutition. Or, l'animal
« agacé par la muselière qui lui cause une chaleur, une
« gêne insupportable, cherche avec ses pattes à la
« détacher et, après de vains efforts, se met à hurler et
« à courir, exaspéré, sans doute, mais non pas
« enragé. Alors arrivent nombre de personnes,
« paysans, gens d'armes et autres qui se mettent à
« poursuivre l'infortuné chien; celui-ci les voyant cou-
« rir après lui avec des bâtons, en poussant des cris
« terribles, sent redoubler sa frayeur et l'agacement
« auquel il est déjà en proie; il fuit à pas rapides;
« enfin on l'attrape, il est tué sur-le-champ et le drame
« finit. Mais si, par hasard, quelqu'un se rappelle
« l'avoir vu jouer ou se battre, quelques heures ou
« même quelques jours avant sa mort, avec d'autres
« chiens, on conçoit immédiatement l'idée que ces
« chiens, ayant été mordus sans doute par lui, se
« trouvent également sous le coup de la rage. Vite, on
« court avec eux à l'abattoir, ou bien, si, par bonheur,
« un élève de M. Pasteur se trouve à la ville, on va
« chez lui faire « vacciner », avec un virus atténué,
« ces victimes de la rage. L'inoculation réussit, les
« chiens sont sauvés, ils guérissent tous de la maladie
« que, du reste, ils n'ont jamais eue ! »

C'est dans l'espoir de calmer les terreurs chimériques de certaines natures trop impressionnables, à
l'égard des chiens, que je rapporte ici les observations
de Mme Kingsford; si elles ne dissipent pas entièrement

leurs craintes, j'aime à croire qu'elles ne seront pas augmentées.

On ne saurait trop le dire aux esprits timorés: le chien n'est pas à craindre ; ne lui faites pas de mal, il n'en fera point. C'est un ami fidèle chez lequel la reconnaissance se trouve toujours.

Chers lecteurs, et vous surtout, aimables lectrices, ne riez pas de ceux qui demandent la suppression de la fourrière, de l'ignoble fourrière, de la vivisection; soyez avec eux. Et si, pour cette bonne œuvre, vous employez votre douce et irrésistible influence, cette cause sera vite gagnée, quand les Grâces, vous, chères lectrices, plaiderez pour elle. En agissant ainsi, vous n'aurez pas fait seulement le bonheur des bêtes, mais un peu le vôtre et celui de l'homme, en éveillant chez lui des sentiments plus doux, plus humains qu'il ne peut prendre en martyrisant les bêtes.

Le bonheur et le calme de la vie naissent de la bonté de tous ; c'est donc travailler au bien-être de l'humanité de faire en sorte que l'homme soit bon.

ALCESTE.

24 août 1886.

193

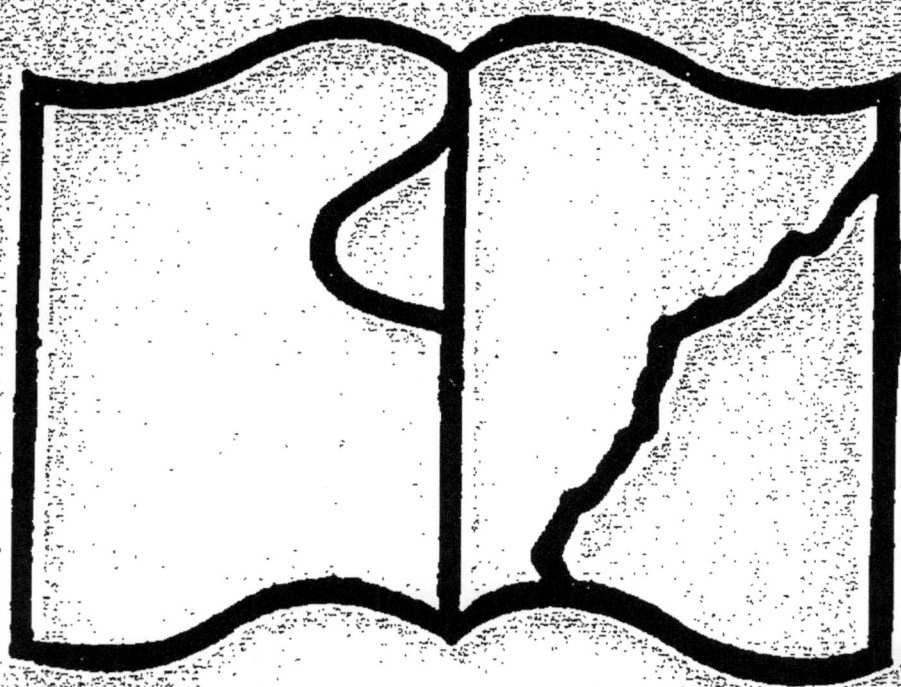

www.ingramcontent.com/pod-product-compliance
Lightning Source LLC
Chambersburg PA
CBHW071410200326
41520CB00014B/3371